Karthikeyank Thangavelu

Gestão terapêutica da dor no pescoço em adultos saudáveis normais

Karthikeyank Thangavelu

Gestão terapêutica da dor no pescoço em adultos saudáveis normais

ScienciaScripts

Imprint

Any brand names and product names mentioned in this book are subject to trademark, brand or patent protection and are trademarks or registered trademarks of their respective holders. The use of brand names, product names, common names, trade names, product descriptions etc. even without a particular marking in this work is in no way to be construed to mean that such names may be regarded as unrestricted in respect of trademark and brand protection legislation and could thus be used by anyone.

Cover image: www.ingimage.com

This book is a translation from the original published under ISBN 978-620-2-31010-9.

Publisher:
Sciencia Scripts
is a trademark of
Dodo Books Indian Ocean Ltd. and OmniScriptum S.R.L publishing group

120 High Road, East Finchley, London, N2 9ED, United Kingdom
Str. Armeneasca 28/1, office 1, Chisinau MD-2012, Republic of Moldova, Europe
Printed at: see last page
ISBN: 978-620-4-20554-0

RECONHECIMENTO

Os meus sinceros agradecimentos ao **Prof. B.N.Gangadhar**, (Prof/Departamento de Psiquiatria), e a **D.Nagaraja** (Antigo Prof/Departamento de Neurologia) NIMHANS por me encorajarem a fazer trabalho de investigação

Estou grato ao **Dr. K. Sekar** (Professor/Registrar), NIMHANS, por me ter proporcionado todas as facilidades para este estudo.

Bhadri Narayan, que me encorajou a fazer trabalho de investigação.

Estou grato aos meus pais, aos meus irmãos mais velhos, à sua mulher, aos seus filhos e ao meu cunhado (**Er.I.Balamurugan**).

Estou extremamente grato a **Deus** Todo-Poderoso por me ter dado esta oportunidade e, sem ele, não poderia estar aqui hoje.

Os meus agradecimentos a todos os outros colaboradores, especialmente aos meus pais, à minha amada filha (**Sra. Sai Ghayathri**) e à esposa, cujos nomes não mencionei, mas que merecem a minha gratidão.

Estou grato à **Sra. Pradnya Rajesh Dhargave** (Fisioterapeuta Sénior/Divisão da Unidade de Reabilitação Neurológica da D.P.N.R), NIMHANS, por me ter proporcionado todas as facilidades para este estudo e também aos meus colegas **Sr. NaveenVenkatesh, Sr. SujoeThomas, Sr. Sendhil Kumar, Sra. M. Nithya Murali, Sra. Valli Nayaki e Sr. V.L.Rajesh.**

Por último, mas não menos importante, gostaria de agradecer a todos os sujeitos do meu estudo, sem os quais este estudo não teria sido possível.

T.KARTHIKEYAN

LISTA DE ABREVIATURAS UTILIZADAS

av	Analysis Of Variance
ccf	Cranio Cervical Flexor
ccfe	Cranio Cervical Flexion Exercise
cfe	Cervical Flexion Exercise
mon ica	Monitoring of trends and determinants in Cardiovascular disease
ms	Mean Squares
	Maximal Voluntary Contraction
mvp	Maximal Voluntary Pressure
sd	Standard Deviation
se	Standard Error
ss	Sum of Squares

RESUMO

Objetivo:

Verificar a eficácia dos exercícios isométricos na melhoria da resistência muscular cervical através de exercícios isométricos tradicionais, exercícios isométricos com bola suíça e exercícios isométricos com mini bola de estabilidade em indivíduos normais e saudáveis.

Antecedentes:

A dor no pescoço é, a seguir à dor lombar, a perturbação músculo-esquelética mais comum nos inquéritos à população, sendo uma fonte frequente de incapacidade.

Considera-se que as anomalias na postura da cabeça estão associadas ao desenvolvimento e à persistência da dor no pescoço. A prevalência é mais elevada na meia-idade e as mulheres são mais afectadas do que os homens. A bola de exercício é um dispositivo de treino desafiante que proporciona uma nova dimensão: a instabilidade. A realização de exercícios de força sobre a bola suíça tem sido defendida com base na crença de que uma superfície lábil proporcionará um maior desafio à musculatura, aumentará o equilíbrio dinâmico do utilizador para estabilizar a coluna vertebral e prevenir e tratar lesões

Metodologia:

Trata-se de um estudo experimental comparativo. Este estudo inclui (N=45) indivíduos normais e saudáveis com idades compreendidas entre os 20 e os 40 anos. Foram distribuídos aleatoriamente em três grupos (Grupo A, Grupo B e Grupo C). O Grupo A tinha quinze (N=15) indivíduos que foram tratados com exercícios isométricos para o pescoço, o Grupo B tinha quinze (N=15) indivíduos que foram tratados com exercícios isométricos para o pescoço utilizando uma bola suíça e o Grupo C tinha quinze (N=15) indivíduos que foram tratados com exercícios isométricos para o pescoço utilizando uma mini bola de estabilidade. Os sujeitos foram sujeitos a intervenção três dias por semana durante um período de três semanas.

Resultado medido: Medição da resistência com unidade de biofeedback de pressão.

Resultados:

Os resultados mostraram que as pontuações de resistência melhoraram
significativamente no grupo B (t=6,7834, p=0,0000) após três semanas de
programa de exercício com (diferença média=11,07) a um nível de
significância de 5%, em comparação com o grupo A e o grupo C.

Conclusão:

O presente estudo concluiu que o treino de exercícios isométricos com a bola
suíça é uma forma eficaz de aumentar a resistência muscular cervical quando
comparado com os outros dois métodos, o treino de exercícios isométricos
tradicionais e o treino de exercícios isométricos com a mini bola de
estabilidade.

**Palavras chave: Exercícios isométricos, Bola suíça,
Mini bola de estabilidade, Biofeedback de
pressão**

ÍNDICE DE CONTEÚDOS

Capítulo 1
INTRODUÇÃO

A dor no pescoço é um dos problemas de saúde mais significativos relacionados com o trabalho e está associada a múltiplos factores, incluindo o stress físico e psicológico. A dor no pescoço é, a seguir à dor lombar, a perturbação músculo-esquelética mais comum nos inquéritos à população, sendo uma fonte frequente de incapacidade. Aproximadamente dez por cento da população refere ter dores no pescoço pelo menos sete dias por mês e as dores no pescoço ocorrem em pelo menos oitenta por cento da população em algum momento, com uma incidência anual de vinte a trinta por cento de dores agudas no pescoço em estudos de base populacional.

As doenças músculo-esqueléticas incluem uma vasta gama de doenças inflamatórias e degenerativas que afectam os músculos, os tendões, os ligamentos, as articulações, os nervos periféricos e os vasos sanguíneos de suporte.[1]

A dor no pescoço é definida como rigidez e/ou dor sentida dorsalmente na região cervical entre os côndilos occipitais e a proeminência vertebral C7. A dor no pescoço é frequentemente acompanhada de dor na região occipital (cefaleias) e na região torácica superior. A dor no pescoço pode estar associada a dor referida ao longo de padrões miotómicos para as regiões anteriores do tórax, do braço e da coluna dorsal.[2]

Os problemas cervicais podem ser divididos em dois grupos principais: Os que resultam principalmente das articulações e dos ligamentos e músculos associados do pescoço. Normalmente, têm um historial de atividade extensa (ou) não habituada a manter uma postura desconfortável e os problemas que envolvem as raízes nervosas cervicais (ou) a medula espinal. Pode irradiar para as zonas trapezial e periscapular (ou) para o braço numa distribuição dermatomal.

As causas patológicas destes problemas são

Lesão (ou) degeneração que afecta os músculos (ou) os ligamentos, tensão dos tecidos moles - espondilose cervical.

Doenças inflamatórias como a artrite reumatoide. Infecções como discite, meningite.

Infiltração como os tumores da medula espinal.[3] De acordo com Nachemson

& Jonsson,

Dor cervical aguda Zero - três semanas de duração da dor/incapacidade Dor cervical subaguda - quatro a doze semanas de duração da dor/incapacidade

Dor crónica no pescoço - mais de doze semanas de duração da dor/incapacidade.[4]

A dor persistente no pescoço é comum na sociedade. A dor e a disfunção do pescoço são comuns e afectam sessenta e sete por cento da população em geral em algum momento da sua vida. A prevalência de um ano de dor no pescoço é de trinta e dois por cento numa população de chineses de Hong Kong. A dor no pescoço tem origem em qualquer uma das estruturas inervadas no pescoço, como os discos intervertebrais, os músculos, os ligamentos, as articulações zigapofisárias, a dura-máter (ou) as raízes nervosas. Os factores de risco físicos (como a flexão prolongada do pescoço na posição sentada) foram identificados como sendo preditivos de dores no pescoço na população de vários sectores da indústria, da saúde e em contextos profissionais.[5] Considera-se que as anomalias na postura da cabeça estão associadas ao desenvolvimento e à persistência de dores no pescoço. A postura da cabeça para a frente é uma anomalia comum associada à dor no pescoço e é definida como uma protrusão da cabeça no plano sagital. A postura da cabeça para a frente pode ocorrer devido a uma translação anterior da cabeça, da coluna cervical inferior (ou) de ambas e associada a um aumento da extensão cervical superior. Esta situação leva a um aumento das forças de compressão nas articulações apofisárias cervicais e na parte posterior das vértebras e a alterações no comprimento e na força do tecido conjuntivo (devido ao estiramento das estruturas anteriores do pescoço e ao encurtamento dos músculos posteriores), resultando em dor.[6]

Cerca de dois terços das pessoas sentirão dores no pescoço em algum momento. A prevalência é mais elevada na meia-idade e as mulheres são mais afectadas do que os homens. A dor aguda no pescoço resolve-se em dias (ou) semanas, mas pode tornar-se crónica em cerca de dez por cento das pessoas

Factores de risco:

1. Factores de risco individuais

2. Factores de risco psico-sociais

3. Factores de risco físicos[8]

A bola suíça é um instrumento eficaz que oferece possibilidades de treino ilimitadas tanto para pessoas saudáveis como para pessoas com deficiência. A bola de exercício é um dispositivo de treino exigente que proporciona uma nova dimensão: a instabilidade. Esta caraterística única fortalece e alonga todos os músculos do corpo de uma forma eficaz. Ao fazer exercício com uma bola de exercício, é necessário manter o alinhamento correto do corpo e uma boa técnica, contraindo os músculos estabilizadores profundos do núcleo. Músculos que nunca foram trabalhados antes estão agora a ser desafiados para manter uma postura correta e o equilíbrio sobre a bola. A bola suíça fortalece o corpo como uma unidade completa, melhorando o equilíbrio muscular e melhorando os movimentos funcionais.[9] A utilização da bola suíça em programas de fortalecimento e condicionamento tornou-se omnipresente. As bolas suíças foram incorporadas nos regimes de treino de força como forma de treinar mais eficazmente o sistema músculo-esquelético. A realização de exercícios de força sobre a bola suíça tem sido defendida com base na crença de que uma superfície lábil irá proporcionar um maior desafio à musculatura, aumentar o equilíbrio dinâmico do utilizador para estabilizar a coluna vertebral e prevenir e tratar lesões.[10]

EFEITOS DO EXERCÍCIO NA BOLA SUÍÇA:

1. Aumenta a força muscular

2. Aumenta a flexibilidade

3. Melhora o equilíbrio e a coordenação

4. Melhora a postura[11]

ANATOMIA:

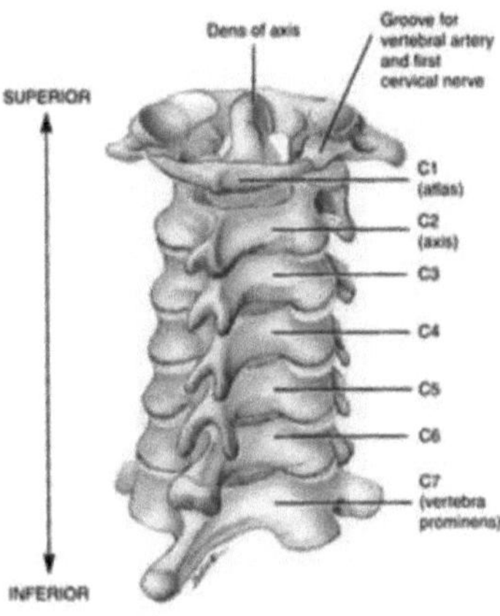

Figura 1: Anatomia da coluna cervical

A coluna vertebral cervical é constituída por sete vértebras. A coluna cervical divide-se em duas regiões distintas: a coluna cervical superior, ou região craniovertebral, e a coluna cervical inferior. A região crânio-vertebral inclui os côndilos occipitais e as articulações uncovertebrais, frequentemente designadas por "articulações de luschka". Os pedículos de C3-C6 são curtos e curvados no sentido póstero-lateral. Uma lâmina muito fina estende-se posterior-medialmente a partir de cada pedículo. O canal vertebral em forma de triângulo é grande na região cervical. Na região de C3 a C6, os processos articulares superiores e inferiores consecutivos partem de um pilar articular contínuo, interrompido por articulações apofisárias. Os processos espinhosos de C3-C6 são curtos e bífidos.

A principal função do atlas é apoiar a cabeça. Não possui corpo, pedículo, lâmina ou processo espinhoso. As facetas articulares superiores côncavas estão viradas cranialmente para aceitar os côndilos occipitais grandes e convexos e as facetas articulares inferiores são planas a ligeiramente côncavas. O atlas tem processos transversos grandes e palpáveis, geralmente os maiores das vértebras cervicais.

O eixo tem um corpo grande e alto que serve de base para as fossas que se projectam para cima (processo odontoide). As fossas fornecem um eixo vertical rígido para a rotação do atlas e da cabeça. A partir dos proeminentes processos articulares superiores do áxis, projectam-se um par de pedículos robustos e um par de processos transversos curtos. O processo espinhoso do eixo é bífido e muito largo.

As duas primeiras vértebras cervicais, C1 e C2 ou, respetivamente, o atlas e o áxis. A coluna cervical inferior inclui as vértebras de C3 a C7. As vértebras de C3 a C6 apresentam caraterísticas semelhantes e são, por isso, consideradas as vértebras cervicais típicas. O atlas, o áxis e C7 apresentam caraterísticas únicas e são considerados vértebras com a caraterística única de um forame (forame transverso) no processo transverso, que serve de passagem para a artéria vertebral.[12]

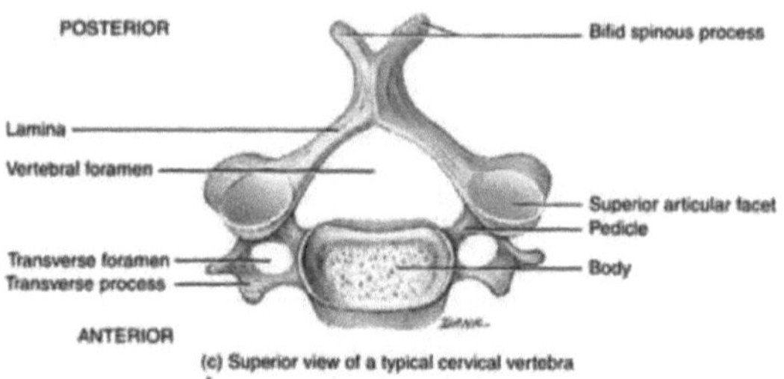

Figura 2: Vértebra cervical típica

C3-C6 tem corpos pequenos de forma retangular. As superfícies superiores são côncavas de lado a lado, com ganchos postero-laterais elevados chamados processos uncinados. As superfícies inferiores são côncavas anterior-posteriormente com margens anteriores e posteriores alongadas. Quando articuladas, pequenas articulações uncovertebrais são formadas entre o processo uncinado e a parte adjacente das vértebras entre C3 e C7. C7 é o contrato, a flexão lateral (ou) a rotação ocorre nos planos frontal ou transversal. Os músculos do pescoço e do tronco participam em co-contrações para estabilizar as vértebras e suportar o peso aplicado, as contracções dos músculos das extremidades e as forças de reação do solo.[15]

MÚSCULOS CERVICAIS ANTERIORES:

Rectus capitis anterior Rectus capitis lateralis

A contração bilateral destes músculos produz a flexão da cabeça sobre o atlas e o Rectus capitis lateralis tem uma excelente alavanca para o controlo medio-lateral da cabeça (ou) flexão lateral com contração unilateral.

Longus capitis Longus colli

Actuando bilateralmente, os músculos produzem a flexão da cabeça e da coluna cervical superior. Com uma ação unilateral, os músculos produzem a flexão lateral e a rotação.

1. Músculos escalenos anteriores

2. Músculos escaleno médio

3. Músculos escalenos posteriores

Com contração bilateral, os músculos escalenos flectem a coluna cervical e, com contração unilateral, produzem flexão lateral e rotação para o mesmo lado.

Os músculos esternocleidomastóideos são os mais superficiais dos músculos anteriores do pescoço.

A contração unilateral produz a rotação da cabeça para o lado oposto, a flexão lateral para o mesmo lado e a extensão da cabeça e das vértebras cervicais. A contração bilateral do esternocleidomastóideo é a flexão do pescoço.

Flexores acessórios do pescoço:

Platisma Supra-hióideo Infra-hióideo

Músculos Cervicais Posteriores:

Músculos suboccipitais: Quatro músculos curtos e profundos ligam as duas vértebras cervicais superiores e o osso occipital. São eles

1. Rectus capitis posterior major

2. Rectus capitis posterior minor

3. Oblíquo superior

4. Oblíquo inferior

As contracções bilaterais produzem a extensão da cabeça, nas articulações atlanto-occipitais produzem a flexão lateral e na articulação atlanto-axial a rotação.

1. Músculos transverso da coluna vertebral:

2. Semi spinalis capitis

3. Semi spinalis cervicis

Músculos erectores da espinha: Um grande número de músculos posteriores da coluna vertebral é designado por músculos erectores da espinha ou músculos sacroespinhais. Estes músculos são contínuos desde o sacro até ao occipital.

Longissimus capitis Longissimus cervicis

Na zona cervical, a camada superficial da

1. Errector spinae

2. Esplénio da cabeça

3. Esplénio cervical

Com a contração bilateral do grupo eretor da espinha cervical, ocorre uma flexão para trás na articulação atlanto-occipital e na coluna cervical. A contração unilateral produz flexão lateral e as linhas de tração de alguns destes músculos têm um vetor na direção da rotação.[15]

Deficiência dos músculos do núcleo cervical

Desempenho:

Se os músculos cervicais estiverem encurtados (ou) lesionados, a consciência da cabeça e do pescoço no espaço diminui.

b) Muitos problemas ocorrem em C2, C3 devido ao facto de serem as âncoras dos músculos estabilizadores.

Os músculos flexores e extensores cervicais profundos são cruciais para obter e manter um equilíbrio postural ótimo da cabeça no pescoço e tendem a ficar fracos.

O recrutamento muscular mais superficial ocorre para a flexão/extensão. Fraca fixação tónica, portanto falta de estabilidade do núcleo cervical; também os músculos flexores cervicais tendem a enfraquecer mais do que os músculos extensores.[11]

Ligamentos craniovertebrais:

1. As membranas atlanto-occipital e atlanto-axial posteriores são a continuação do ligamento amarelo.

2. As membranas atlanto-occipital anterior e atlanto-axial são as continuações do ligamento longitudinal anterior.

3. A membrana tectorial é a continuação do ligamento longitudinal posterior.

4. O ligamento nucal é o ligamento forte ligado a todas as vértebras cervicais e capaz de desempenhar um papel primordial na resistência à flexão da cabeça.

5. O ligamento atlantal transverso também é chamado de ligamento cruciforme atlantal. Contribui para a manutenção dos segmentos C1-C2.

6. Os dois ligamentos alares limitam a flexão lateral da cabeça e do pescoço.

7. O ligamento apical das fossas liga o eixo e o osso occipital do crânio.[12]

BIOMECÂNICA:

CINÉTICA:

A região cervical está sujeita a tensões de compressão axial, flexão, torção e cisalhamento. A região cervical difere das regiões torácica e lombar pelo facto de suportar menos peso e ser mais móvel. Não existem discos nas articulações atlanto-occipital ou atlanto-axial, pelo que o peso da cabeça (carga compressiva) tem de ser transferido diretamente através da articulação atlanto-occipital para as facetas articulares do eixo. Estas forças são depois transferidas através dos pedículos e da lâmina do eixo para a superfície inferior do corpo e para os dois processos articulares zigapofisários inferiores. Posteriormente, as forças são transferidas para o disco inferior adjacente.

De C3 a C7, as forças de compressão são transmitidas por três colunas paralelas, uma única coluna antero-central formada pelos corpos e discos vertebrais e duas colunas postero-laterais em forma de bastão compostas pelas articulações zigapofisárias esquerda e direita. As cargas compressivas são relativamente baixas durante as posturas erectas e sentadas e elevadas durante os intervalos finais de flexão e extensão.[12]

CINEMÁTICA:

Cinemática do Plano Sagital na região crânio cervical: Osteocinemática de flexão e extensão: Ocorrem cerca de trinta a mil e cinquenta flexões e extensões na região crânio-cervical. A postura neutra em repouso é de cerca de 30 a 350 de extensão. A partir da posição estendida, a região crânio-cervical estende-se mais oitocentos e cinquenta e flecte quarenta e cinco a quinhentos. Cerca de vinte a duzentos e cinquenta da articulação atlanto-occipital e do complexo articular atlanto-axial e o restante sobre as articulações apofisárias de C2-C7. A flexão é limitada por forças de compressão da margem anterior do anel fibroso.

Osteocinemática da protracção e da retração: A protracção da cabeça flexiona a coluna cervical inferior a média e estende a região craniocervical superior. A retração da cabeça estende a coluna cervical inferior a média e flecte a região cranio-cervical superior.

Artrocinemática da flexão e da extensão: Na articulação atlanto-occipital, os côndilos occipitais convexos rolam para trás em extensão e para a frente em flexão. Com base na tradicional artrocinemática convexo-côncava, os côndilos deslizam simultaneamente e ligeiramente na direção oposta ao rolar.

Na articulação axial do atlanto, embora o movimento primário seja a rotação axial, a estrutura da articulação permite cerca de um cinquenta de flexão e extensão. O atlas em forma de anel gira para a frente durante a flexão e para trás durante a extensão e a extensão do movimento de rotação é limitada, em parte, pelas covas.

Nas articulações intra cervicais (C2-C7), durante a extensão, que se inicia na coluna cervical inferior (C4-C7), as facetas articulares inferiores das vértebras superiores deslizam inferiormente e posteriormente em relação às facetas articulares superiores das vértebras inferiores. Estes movimentos produzem aproximadamente sete centenas de extensão. A extensão completa é considerada a posição de fechamento nas articulações apofisárias cervicais. A flexão também é iniciada na coluna cervical inferior. Os movimentos são inversos aos da extensão.

Cinemática do plano horizontal na região craniocervical:

Osteocinemática da rotação axial: A região craniocervical roda cerca de 900 para cada lado, para uma amplitude total de quase 1800. Cerca de metade da rotação axial da região craniocervical ocorre no complexo articular atlanto-axial, sendo a restante ao longo de C2-C7. A rotação na articulação atlanto-occipital é restrita devido à colocação profunda e selada dos côndilos occipitais dentro das facetas articulares superiores do atlas.

Artroquinemática da rotação axial:

Complexo articular atlanto-axial - O atlas, em forma de anel, gira em torno das tocas, produzindo cerca de 40 a 450 de rotação axial. As facetas articulares inferiores do atlas, planas a ligeiramente côncavas, deslizam num trajeto circular sobre os "ombros" largos das facetas articulares superiores do eixo.

Articulações intra-cervicais (C2-C7) - Aproximadamente 450 de rotação axial ocorrem para cada lado na região C2-C7. As facetas inferiores deslizam posterior e ligeiramente inferiormente no mesmo lado da rotação e anterior e ligeiramente superiormente no lado oposto à rotação.

Cinemática do plano frontal na região craniocervical: Osteocinemática da flexão lateral: 400 de flexão lateral estão disponíveis para cada lado através da região craniocervical. A maior parte deste movimento ocorre na região C2-C7. Cerca de 50 podem ocorrer na articulação atlanto-occipital. A flexão lateral no complexo articular atlanto-axial é insignificante.

Artrocinemática da flexão lateral: Uma pequena quantidade de rolamento lado a lado dos côndilos occipitais ocorre sobre as facetas articulares superiores do atlas. Nos extremos da flexão lateral, há uma ligeira aproximação unilateral no lado da flexão lateral e uma ligeira separação articular no lado oposto à flexão lateral.

Articulação intra-cervical (C2-C7): As facetas articulares inferiores do lado da flexão lateral deslizam inferiormente e ligeiramente para trás e as facetas articulares inferiores do lado oposto à flexão lateral deslizam superiormente e ligeiramente para a frente.[13]

NECESSIDADE DO ESTUDO

Os defensores do treino de resistência à instabilidade deduzem que a maior instabilidade da plataforma instável e da interface entre o corpo humano e a plataforma instável irá provocar uma maior tensão no sistema neuromuscular do que os métodos tradicionais de treino de resistência. O stress é essencial para forçar o corpo a adaptar-se a novos estímulos. A vantagem do ambiente de treino instável basear-se-ia na importância das adaptações neuromusculares com o aumento da força. Os ganhos de força podem ser atribuídos tanto ao aumento da área da secção transversal do músculo como a melhorias na coordenação neuromuscular. Tem sido referido que as adaptações neuronais desempenham o papel mais importante nos ganhos de força nas fases iniciais de um programa de treino de resistência. A adaptação neural específica que ocorre com o treino não foi o aumento do recrutamento ou da ativação de unidades motoras, mas uma melhor coordenação de agonistas, antagonistas, sinergistas e estabilizadores.[16]

A dor no pescoço é um problema comum na população em geral. Os métodos de tratamento conservador que são frequentemente utilizados na prática geral incluem analgésicos, repouso, fisioterapia, incluindo tratamento passivo, como massagem, corrente interferencial ou aplicações de calor e tratamento ativo, como terapias de exercício. Uma técnica manual que inclua a mobilização ou manipulação proporciona uma gestão conservadora abrangente da dor e de outros sintomas de disfunção neuro-músculo-articular na coluna vertebral.[17]

Os exercícios isométricos são habitualmente utilizados no tratamento da dor cervical. No entanto, há falta de estudos sobre os benefícios dos exercícios isométricos com bola suíça e mini bola de estabilidade na melhoria da resistência muscular cervical. Por conseguinte, o objetivo do estudo é investigar mais aprofundadamente o efeito do treino de exercícios utilizando a bola suíça e a mini bola de estabilidade em indivíduos normais e saudáveis

Capítulo 2

OBJECTIVOS

1. Determinar a eficácia do treino de exercícios isométricos na melhoria da resistência muscular cervical em indivíduos normais e saudáveis numa superfície estável e lábil

2. Verificar a eficácia do treino de exercícios isométricos na melhoria da resistência muscular cervical em indivíduos normais e saudáveis numa superfície estável

3. Descobrir a eficácia do treino de exercícios isométricos com bola suíça na melhoria da resistência muscular cervical em indivíduos normais e saudáveis numa superfície lábil.

4. Descobrir a eficácia do treino de exercícios isométricos com uma mini bola de estabilidade na melhoria da resistência muscular cervical em indivíduos normais e saudáveis numa superfície lábil.

17

Capítulo 3

REVISÃO DA LITERATURA

PREVALÊNCIA

Michael Guez et al., (2002)[18] Investigaram um estudo de inquérito com uma amostra de oito mil trezentos e cinquenta e seis indivíduos, utilizando o questionário MONICA (monitorização das tendências e determinantes das doenças cardiovasculares), que diz respeito principalmente a dados sociodemográficos, factores de risco cardiovascular e perguntas adicionais sobre problemas da coluna cervical. Concluíram que quarenta e três por cento da população referia dores no pescoço, mais mulheres (quarenta e oito por cento) do que homens (trinta e oito por cento) e que as mulheres em idade ativa tinham mais dores no pescoço do que as mais velhas.

Bovim G et al (1994)[19] Investigaram um estudo de inquérito com uma amostra de dez mil indivíduos com um questionário que inquiria sobre a dor no pescoço e concluíram que trinta e quatro por cento dos inquiridos tinham tido dor no pescoço no espaço de um ano e que a dor crónica no pescoço é um sintoma frequente na população em geral, particularmente nas mulheres. **Khalid.A.et al (2001)**[20] realizaram um estudo de inquérito com uma amostra de 250 dentistas e auxiliares de medicina dentária, utilizando um questionário composto por perguntas sobre dados de base, informações específicas sobre dores no pescoço e nas costas e posturas de prática de rotina durante o trabalho ao lado da cadeira e a frequência com que trabalhavam ao lado da cadeira. Os resultados mostraram que a dor cervical devida a práticas posturais era de cinquenta e quatro por cento. Concluíram que os problemas de coluna são considerados problemas comuns entre os dentistas e o pessoal auxiliar de dentista.

Siriluck Kanchanomai et al (2011)[21] realizaram um estudo com uma amostra de seis oitenta e quatro estudantes, utilizando um questionário composto por três secções para recolher dados sobre factores individuais, relacionados com a utilização do computador e psicossociais para avaliar a dor no pescoço. Os resultados mostraram que quarenta e seis por cento relataram o início de dor no pescoço entre a linha de base e um ano de acompanhamento, dos quais 33% relataram dor no pescoço persistente. O aparecimento de dores no pescoço foi associado à posição do ecrã do computador não nivelado com os olhos e à posição do rato.

Grace P.Y.Szeto et al (2005)[22] efectuaram um estudo com quarenta e três trabalhadoras de escritório que trabalhavam diariamente, no mínimo, quatro horas em computadores. O estudo examinou se os indivíduos sintomáticos apresentavam os mesmos padrões de capacidade muscular que os controlos assintomáticos quando realizavam uma tarefa prolongada no computador nas mesmas condições. As electromiografias de superfície de quatro músculos principais do pescoço e do ombro foram comparadas entre um grupo de casos e um grupo de controlo. O grupo de casos apresentava uma maior atividade no trapézio superior direito, enquanto o grupo de controlo apresentava uma atividade muscular mais simétrica entre o trapézio superior esquerdo e direito. Concluíram que os indivíduos sintomáticos apresentavam padrões de recrutamento muscular alterados que persistiam ao longo da tarefa ocupacional sustentada, enquanto o desconforto aumentava com o tempo na tarefa.

Rempel D M et al (2007)[23] efectuaram um estudo com dois setenta e sete operadores de máquinas de costura para avaliar o efeito do design da cadeira na dor no pescoço/ombro. Concluíram que uma cadeira de trabalho de altura ajustável com assento curvo reduz a gravidade das dores no pescoço e nos ombros dos operadores de máquinas de costura.

D.C.Metgud et al (2008)[24] efectuaram um estudo observacional transversal numa amostra de cem mulheres trabalhadoras, descrevendo o seu perfil cardio-respiratório e músculo-esquelético antes, durante e no final do trabalho. Os resultados mostraram que trinta e cinco por cento dos indivíduos tinham dores posturais, ou seja, dores no pescoço e nas costas, devido ao facto de estarem muito tempo sentadas a trabalhar. Concluíram que a incidência de dores músculo-esqueléticas era elevada (noventa e uma por cento), o que indica que existem factores ergonómicos definitivos responsáveis pelos problemas músculo-esqueléticos.

B.Cagnie et al (2007)[25] efectuaram um estudo com quinhentos e doze trabalhadores de escritório e a informação foi recolhida através do "Dutch Musculoskeletal Questionnaire" normalizado. A prevalência de doze meses de dores no pescoço em trabalhadores de escritório foi de quarenta e cinco por cento. Concluíram que os factores físicos e psicossociais do trabalho, bem como os factores de risco individuais, estão associados à frequência da dor no pescoço.

Pekka Mantyselka et al (2010)[26] efectuaram um estudo com mil duzentos e noventa e quatro indivíduos de meia-idade. O sofrimento psicológico foi avaliado com o Questionário de Saúde Geral de doze itens e a síndrome metabólica foi definida utilizando os critérios do Programa Nacional de Educação sobre o Colesterol. Concluíram que a síndrome metabólica estava associada à dor cervical e que a sua associação era mais forte nos homens, mas a prevalência de dor cervical era mais elevada nas mulheres.

Karim Hams-Ringdahl et al (1989)[27] efectuaram um estudo sobre a variação da força extensora isométrica do pescoço em diferentes ângulos articulares no plano sagital. Dez indivíduos do sexo feminino sentaram-se com o tronco fixo num dispositivo especial. A força de resistência durante a extensão máxima do pescoço foi registada com um extensómetro em quatro posições diferentes da coluna cervical inferior: estendida, vertical, ligeiramente fletida e muito fletida. Os resultados indicaram fortemente que a posição flexionada da coluna cervical produz uma carga muscular mais elevada do que a vertical, mesmo tendo em conta a força muscular, e deve ser evitada durante uma posição sentada prolongada.

TREINO DE FORÇA OU TREINO DE RESISTÊNCIA

Jari Y linen et al (2003)[28] realizaram um estudo com oitenta trabalhadoras de escritório, com idades compreendidas entre os vinte e cinco e os cinquenta e três anos, com dores cervicais crónicas não específicas, que foram distribuídas aleatoriamente por dois grupos de treino e um grupo de controlo. O grupo de treino de resistência efectua exercícios dinâmicos para o pescoço, o grupo de treino de força efectua exercícios isométricos de alta intensidade para o fortalecimento do pescoço e todos os grupos foram aconselhados a fazer exercícios aeróbicos e de alongamento. Os autores concluíram que tanto o treino de força como o treino de resistência durante doze meses eram métodos eficazes para diminuir a dor e a incapacidade em mulheres com dor cervical crónica não específica, mas os alongamentos e os exercícios aeróbicos isolados revelaram-se uma forma de treino menos eficaz do que o treino de força.

D.Falla et al (2006)[29] realizaram um estudo com cinquenta e oito indivíduos do sexo feminino com dor cervical crónica não grave, que foram distribuídos aleatoriamente por um de dois grupos de intervenção de exercício de seis semanas, um regime de treino de força de resistência para os músculos flexores cervicais (ou) uma intervenção de exercício de referência que envolvia o treino de baixa carga dos músculos flexores crânio-cervicais. Os resultados revelaram um aumento significativo da força de contração voluntária máxima e uma redução do valor inicial, da taxa de variação da frequência média dos músculos esternocleidomastóideo e escaleno anterior. Concluíram que um regime de exercícios de resistência e força para os músculos flexores cervicais é eficaz na redução das manifestações mioeléctricas de fadiga dos músculos flexores cervicais superficiais, bem como no aumento da força de flexão cervical num grupo de doentes com dor cervical crónica não grave.

Carolyn Kisner et al (2009)[30] afirmam que, para que ocorram alterações adaptativas no músculo, como o aumento da força e da resistência, a contração isométrica deve ser mantida contra a resistência durante pelo menos seis segundos.

Petri K Salo et al (2010)[31] realizaram um estudo com 80 trabalhadoras de escritório com dores cervicais crónicas, que foram divididas aleatoriamente num grupo de treino de força, num grupo de treino de resistência e num grupo de controlo. A qualidade de vida relacionada com a saúde foi avaliada utilizando o questionário genérico quinze D na linha de base e após doze meses. Concluíram que um ano de treino de força ou de resistência melhora a qualidade de vida relacionada com a saúde das mulheres com dor cervical crónica.

Chiu et al (2005)[32] realizaram um estudo com quarenta e cinco indivíduos com dores crónicas no pescoço, que foram distribuídos aleatoriamente por grupos de exercício e de controlo. O grupo de exercício recebeu um programa de exercícios com ativação dos músculos profundos do pescoço e fortalecimento dinâmico dos músculos do pescoço durante seis semanas e o grupo de controlo recebeu radiação infravermelha e conselhos sobre cuidados com o pescoço. Os autores concluíram que os doentes com dor cervical crónica podem beneficiar do programa de exercícios para o pescoço, com melhoria da incapacidade, da força muscular do pescoço e redução da dor.

Deborah Falla et al (2007)[33] realizaram um estudo com cinquenta e oito indivíduos com dor cervical crónica não grave e mediram as alterações na postura cervical e torácica a partir de uma postura erecta. Foram divididos aleatoriamente em dois grupos de intervenção de seis semanas: um grupo que recebeu treino dos músculos flexores crânio-cervicais e um grupo que recebeu treino de resistência-força dos músculos flexores cervicais e concluíram que as pessoas com dores crónicas no pescoço demonstram uma capacidade reduzida de manter uma postura erecta e, após a intervenção com um programa de exercícios orientado para o treino dos músculos flexores crânio-cervicais, os indivíduos com dores no pescoço demonstraram uma capacidade melhorada de manter uma postura cervical neutra durante uma sessão prolongada.

Mette K Zebis et al (2011)[34] realizaram estudos que envolveram quinhentos e trinta e sete adultos de unidades de produção industrial com dores no pescoço e nos ombros e que foram aleatorizados para vinte semanas de um grupo de treino de força de alta intensidade para o pescoço e os ombros e para um grupo de controlo que recebeu conselhos para se manter fisicamente ativo. O programa de treino de força seguiu os princípios da sobrecarga progressiva e da periodização. Concluíram que o treino de força de alta intensidade baseado nos princípios da sobrecarga progressiva pode ser implementado com sucesso em locais de trabalho industriais e resulta em reduções significativas da dor no pescoço e nos ombros.

Anne Katrine Blangsted et al (2008)[35] realizaram estudos com cinco quarenta e nove trabalhadores de escritório com sintomas de pescoço-ombro e distribuíram-nos por três grupos de intervenção: um com treino de resistência específico da região do pescoço-ombro, um com exercício físico geral e um grupo de referência que foi informado sobre actividades gerais de promoção da saúde, mas que não incluiu um programa de atividade física. Concluíram que as diferentes intervenções de atividade física foram bem sucedidas na redução dos sintomas do pescoço-ombro e que o programa de treino de resistência específico foi superior ao exercício físico geral na prevenção primária desses sintomas.

Taylor M K, et al (2006)[36] realizaram um estudo para investigar os efeitos de doze semanas de treino de força cervical na força isométrica, na força dinâmica e na hipertrofia numa amostra de homens militares. Os resultados indicaram melhorias significativas na força isométrica e na força dinâmica, que se verificaram logo a partir da quarta semana e melhoraram ao longo do período de doze semanas. Foi também registado um aumento modesto do perímetro do pescoço.

Sharen O Leory et al (2007)[37] realizaram um estudo para investigar se o comprometimento dos músculos flexores craniocervicais está presente numa gama de intensidades de contração (máxima, moderada, baixa) em pessoas que sofrem de dores no pescoço, em comparação com indivíduos sem história de dores no pescoço. O desempenho dos músculos CCF foi medido em posição supina utilizando um dinamómetro de flexão craniocervical. A força muscular isométrica do CCF (contração voluntária máxima isométrica MVC e resistência a cargas moderadas (cinquenta por cento da MVC) e baixas (vinte por cento da MVC) foi comparada em quarenta e seis participantes com dores no pescoço e quarenta e sete participantes de controlo. Os resultados mostraram que o grupo com dores no pescoço tem uma força muscular CCF significativamente menor do que o grupo de controlo. Concluiu-se que o exercício de reabilitação dos músculos CCF em pessoas com dores no pescoço tem de incorporar várias intensidades, durações e precisão dos esforços de contração dos músculos CCF.

BIOFEEDBACK DE PRESSÃO

Lee Eolson et al (2006)[38] Investigaram um estudo com vinte e sete indivíduos sem história de dores ou lesões no pescoço e concluíram que o teste de resistência dos flexores demonstrou boa fiabilidade e pode ser utilizado como ferramenta clínica no tratamento e prevenção de dores no pescoço.

Tai Wing Chiu Thomas et al (2005)[39] Este estudo concluiu que os doentes com dor crónica tinham uma pior capacidade de realizar o teste de flexão crânio-cervical com a unidade de biofeedback de pressão, quando comparados com indivíduos assintomáticos.

Shaun O' Leary et al (2007)[37] Investigaram um estudo para comparar o efeito de um programa de exercícios de flexão crânio-cervical (CCFEx) com a utilização de uma unidade de biofeedback de pressão com o de um programa de exercícios de flexão cervical convencional (CFEx) através da realização de um exercício controlado de elevação da cabeça na posição supina. Cinquenta mulheres com dor cervical ligeira e estado de incapacidade foram distribuídas aleatoriamente por um programa de seis semanas de CCFEx ou CFEx. Os resultados mostraram que ambas as intervenções de exercício melhoraram significativamente o desempenho isométrico dos músculos flexores cranio-cervicais.

Sue Hudswell et al (2005)[40] Investigated demonstrou uma boa fiabilidade inter-avaliadores e uma excelente fiabilidade intra-avaliadores ao utilizar o teste de flexão crânio-cervical com biofeedback de pressão. A fiabilidade intra-avaliador foi de 0,78 para o índice de desempenho e de 0,78 para a pontuação de ativação. A fiabilidade inter-avaliadores foi de 0,54 para o índice de desempenho e de 0,57 para a pontuação de ativação.

BOLA SUÍÇA

Axen.K et al (1992)[41] Investigaram um estudo que consistiu em colocar uma bola compressível com um medidor de pressão de ar entre a cabeça e uma parede. Oito homens com idades compreendidas entre os vinte e um e os quarenta e seis anos mediram inicialmente a pressão máxima voluntária gerada dentro da bola enquanto se flectiam, estendiam e flectiam lateralmente para dentro da bola. De acordo com os princípios da PRE, efectuaram três séries de dez repetições de cada movimento, mantendo a pressão da bola a sessenta a oitenta por cento da MVP medida. Concluíram que os exercícios de resistência progressiva para o pescoço, facilitados por uma bola compressível associada a um medidor de pressão de ar, podem aumentar significativamente a força muscular do pescoço e diminuir o desequilíbrio da força lateral.

Robert L. et al (2000)[42] efectuaram um estudo para avaliar o efeito de exercícios isométricos resistivos específicos no reforço muscular de dez grupos musculares durante dois meses. Vinte mulheres pós-menopáusicas com idades compreendidas entre os cinquenta e seis e os sessenta e nove anos participaram no grupo de exercício inicial e vinte e uma mulheres com idades compreendidas entre os cinquenta e seis e os sessenta e nove anos participaram no segundo grupo. Uma bola insuflável com correias não elásticas fixas proporcionou uma resistência progressiva e o fortalecimento muscular foi medido por um dinamómetro manual às zero, quatro e oito semanas. Os resultados mostraram um aumento da força nos extensores do pescoço, na preensão da mão, nos flexores do cotovelo e no quadríceps no primeiro grupo. Os autores concluíram que os exercícios isométricos de resistência progressiva durante dez minutos por dia constituem um estímulo adequado para o reforço muscular do pescoço, costas, extremidades superiores e inferiores e são capazes de melhorar a formação óssea.

Eliane C.R. Correa et al (2007)[43] realizaram um estudo para avaliar a eficácia de um programa de exercícios posturais e respiratórios combinados sobre a musculatura cervical e a postura corporal em crianças respiradoras bucais em idade escolar. Os sujeitos foram submetidos a um programa de fisioterapia de doze semanas, composto por exercícios de alongamento e fortalecimento muscular com bola suíça combinados com leituras naso diafragmáticas dos músculos esternocleidomastóideo, sub occipitais e trapézio superior e análise fotográfica computadorizada e pós-tratamento. Os resultados mostraram uma redução significativa da atividade eléctrica nos músculos avaliados durante a posição tranquila e a postura alinhada após o tratamento. Concluíram que uma combinação de exercícios posturais e respiratórios foi eficaz para restaurar os desequilíbrios musculares e a postura num grupo de crianças com respiração bucal em idade escolar, conforme medido pelas alterações na atividade eléctrica e nos dados posicionais.

TREINO COM MINI BOLAS DE ESTABILIDADE

Jerrold S. Petrofsky et al(2007)[44] Investigou para determinar o uso muscular que ocorreu durante o exercício do corpo central usando uma mini bola de estabilidade de sete polegadas de diâmetro em comparação com abdominais no chão e numa bola suíça. A utilização muscular foi avaliada através do eletromiograma de superfície registado acima dos músculos abdominais e lombares. Foram testados três níveis de exercício do core com a mini bola de estabilidade e concluiu-se que a atividade do músculo reto abdominal aumentou drasticamente, quase não se observou atividade extensora das costas, permitindo assim o isolamento dos músculos abdominais sem aumentar a tensão nos músculos das costas.

Capítulo 4

METODOLOGIA

CONCEPÇÃO E CONTEXTOS DO ESTUDO:

1. Conceção do estudo: conceção do estudo experimental - comparação pré e pós

2. Fonte de dados: Indivíduos normais, sem quaisquer problemas relacionados com o pescoço, residentes em Bhopal.

3. População: Indivíduos normais e saudáveis com idades compreendidas entre os vinte e os quarenta anos.

4. Duração do estudo: três semanas.

CRITÉRIOS DE SELECÇÃO:

CRITÉRIOS DE INCLUSÃO:

1. Faixa etária: vinte e quarenta anos

2. Ambos os géneros

3. As pessoas que estão dispostas a participar no regime de tratamento com exercício

4. Indivíduos normais e saudáveis

CRITÉRIOS DE EXCLUSÃO:

1. Indivíduos com dores no pescoço

2. Historial de lesão (ou) cirurgia da coluna cervical

3. Doenças inflamatórias como a artrite reumatoide

4. Cefaleia cervicogénica

5. Perturbação associada ao efeito de chicote

6. Insuficiência vertebro-basilar

7. Indivíduos identificados como hipertensos ou pré-hipertensos

8. A dor no pescoço era secundária a outras condições como neoplasia, doenças neurológicas, doenças vasculares

9. Dor na omoplata, no ombro e na extremidade superior ou à sua volta

26

MÉTODO DE AMOSTRAGEM E DIMENSÃO DA AMOSTRA:

Método de amostragem

Método de amostragem cómodo

Tamanho da amostra:

Quarenta e cinco sujeitos

MATERIAIS NECESSÁRIOS:

1. Espelho.

2. Presidente.

3. Divã/mesa de tratamento.

4. Toalha.

5. Bola suíça.

6. Mini bola de estabilidade.

7. Cronómetro.

8. Biofeedback de pressão.

PROCEDIMENTO:

Os sujeitos foram selecionados com base nos critérios de seleção e foi obtido o seu consentimento informado. Quarenta e cinco sujeitos foram distribuídos aleatoriamente por três grupos.

Grupo A Grupo B Grupo C

Antes do tratamento, foram efectuadas medições de resistência utilizando biofeedback de pressão. As medições foram efectuadas na linha de base e no final de três semanas.

O teste é efectuado com o sujeito em posição de decúbito dorsal, com o pescoço em posição neutra (sem almofada), de modo a que a linha da face fique horizontal e uma linha que corta o pescoço longitudinalmente fique horizontal em relação à superfície de teste. Se necessário, podem ser colocadas camadas de toalha debaixo da cabeça para obter uma posição neutra. O sensor de pressão não insuflado é colocado atrás do pescoço, de modo a tocar no occipital, e é insuflado até atingir uma pressão de base estável de 20 mm Hg, uma pressão padrão suficiente para preencher o espaço entre a superfície de teste e o pescoço, mas sem empurrar o pescoço para uma lordose.

O dispositivo fornece o feedback e a direção ao sujeito para realizar as cinco fases necessárias do teste. O movimento é efectuado suave e lentamente como a ação de acenar com a cabeça. Isto testa a ativação e a resistência dos músculos cervicais em posições progressivas de amplitude interna, à medida que o sujeito tenta atingir sequencialmente cinco aumentos progressivos de pressão de dois mm Hg, desde a linha de base de vinte mm Hg até um máximo de trinta mm Hg, bem como manter a contração isométrica às pressões progressivas como uma tarefa de resistência.

O desempenho foi avaliado através do nível de pressão que o sujeito foi capaz de atingir (pontuação de ativação) e manter durante dez repetições de dez segundos de duração. Foi calculado um índice de desempenho com base no número de vezes que o sujeito conseguiu manter o nível de pressão atingido durante dez segundos.

Por exemplo, se um doente conseguisse atingir o segundo nível do teste (vinte e quatro mm Hg) e realizar seis manobras de dez segundos com a ação correta de flexão crânio-cervical, então o seu índice de desempenho era 4 × 6 = 24. A pontuação de ativação mais elevada foi de dez mm Hg e o índice de desempenho mais elevado foi de 100,45

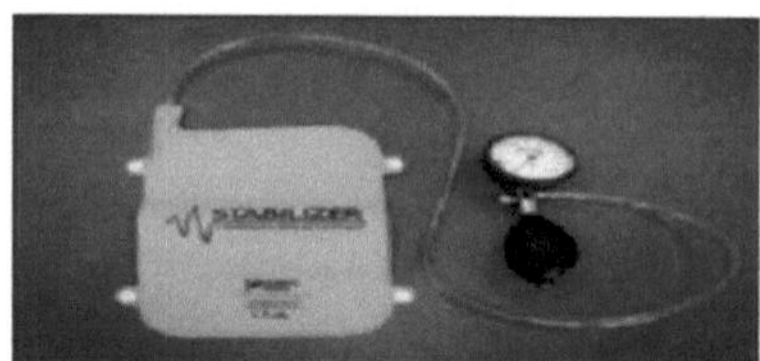

Figura 3: Unidade de biofeedback de pressão

GRUPO A:

Foi pedido ao sujeito que se deitasse na posição supina com o peso da cabeça e a coluna cervical suportada por uma toalha sob o occipital na posição neutra. Foi também pedido ao sujeito que colocasse a língua no céu da boca, que mantivesse os lábios juntos e os dentes ligeiramente afastados para diminuir a atividade dos depressores da mandíbula. Com uma toalha enrolada debaixo do pescoço, foi pedido ao sujeito que puxasse suavemente o queixo para trás sem levantar a cabeça.[46]

O programa de reeducação postural foi dado ao sujeito, fazendo com que a pessoa se sentasse com a vista frontal e lateral do espelho para encontrar a posição neutra e equilibrada da lombar e cervico-torácica

coluna vertebral. Os exercícios isométricos foram efectuados na posição sentada, com resistência na testa (flexão cervical, extensão, rotação e flexão lateral).[47]

Exercícios isométricos

Exercícios isométricos cervicais (músculos flexores)

Posição do doente - sentado

Instruções

1. Colocar as palmas das mãos na testa.

2. Empurre a cabeça na direção das palmas das mãos. Resistir ao impulso para a frente para evitar todos os movimentos da cabeça.

3. Mantenha a posição durante dez segundos e depois relaxe.

4. Repetir o exercício, aumentando gradualmente a força de contração e a força da mão

resistência. Não criar dor.

MÚSCULOS EXTENSORES

1. Posição do doente - sentado

2. Instruções

3. Coloque as duas mãos atrás da cabeça.

4. Empurrar a mão para trás contra as mãos que resistem. Evitar todos os movimentos da cabeça.

5. Mantenha a posição durante dez segundos e depois relaxe.

6. Repetir o exercício, aumentando gradualmente a força de contração e a resistência da mão.

7. Não criar dor FLEXORES LATERAIS

8. Posição do doente - posição sentada com as costas erectas

Instruções

1. Colocar a mão direita no lado direito da cabeça, acima da orelha

2. Empurrar a cabeça para a direita contra a mão direita que resiste.

3. Evitar todos os movimentos da cabeça

4. Mantenha a posição durante dez segundos e depois relaxe

5. Repetir o exercício, aumentando gradualmente a força de contração e a resistência da mão

6. Para a dobragem do lado esquerdo, inverter as direcções.[48]

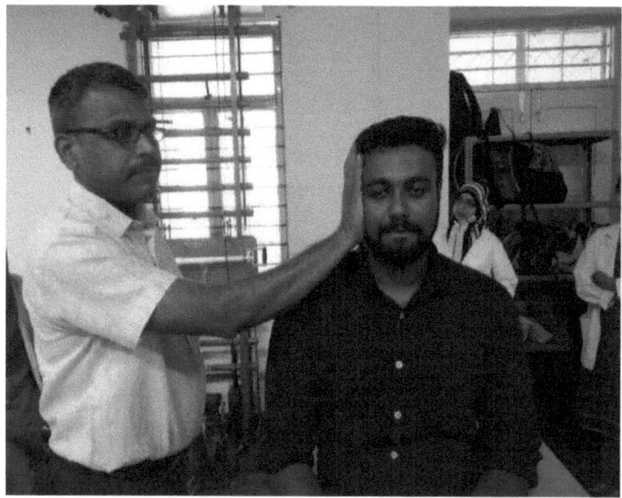

Figura 4: Figura mostrando exercícios isométricos (flexores laterais)
Grupo B:

Foi apanhada uma bola suíça de quarenta e cinco centímetros (18 polegadas). O sujeito estava em posição de pé com a bola suíça encostada à parede. Pediu-se ao sujeito que realizasse exercícios isométricos em várias direcções (flexão cervical, extensão, rotação).[49]

Flexão isométrica: Foi pedido ao sujeito que ficasse de frente para a parede, com os pés a cerca de 15 cm da parede e a cabeça encostada à bola. Mantendo a coluna vertebral e o pescoço em posição neutra, o sujeito foi instruído a inclinar o queixo. Foi realizado um exercício de retração do queixo contra a bola, mantendo a pressão ao inclinar-se para ela. Para aumentar a resistência aplicada à musculatura cervical, basta inclinar-se com mais força. Esta posição foi mantida durante dez segundos e o exercício foi repetido quinze vezes.[49]

Extensão isométrica: Foi pedido ao sujeito que ficasse de pé, de frente para a parede, com os pés a cerca de 30 cm da parede. Mantendo a coluna vertebral e o pescoço em posição neutra, o sujeito foi instruído a inclinar o queixo, colocar a bola contra a parede e comprimir a bola com o occipital. Para aumentar a resistência aplicada à musculatura cervical, basta inclinar-se com mais força. Esta posição é mantida durante dez segundos e o exercício é repetido quinze vezes.[49] Flexão lateral isométrica (direita): O sujeito foi convidado a ficar de pé com o ombro direito encostado à parede. Mantendo a coluna vertebral e o pescoço em posição neutra, obtém-se uma posição de flexão do queixo. De seguida, a bola foi colocada entre o lado da cabeça e a parede. Foi aplicada força na bola através da flexão lateral da coluna vertebral. A quantidade de resistência aplicada à musculatura cervical foi aumentada simplesmente inclinando-se com mais força. Esta posição foi mantida durante dez segundos e o exercício foi repetido quinze vezes.[49]

Pediu-se ao sujeito que ficasse de pé com o ombro esquerdo encostado à parede. Mantendo a coluna vertebral e o pescoço em posição neutra, obtinha-se a posição de queixo caído. De seguida, a bola foi colocada entre o lado da cabeça e a parede. Foi aplicada força na bola através da flexão lateral da coluna vertebral. A resistência aplicada à musculatura cervical foi aumentada simplesmente inclinando-se com mais força. Esta posição foi mantida durante dez segundos e o exercício foi repetido quinze vezes.[49]

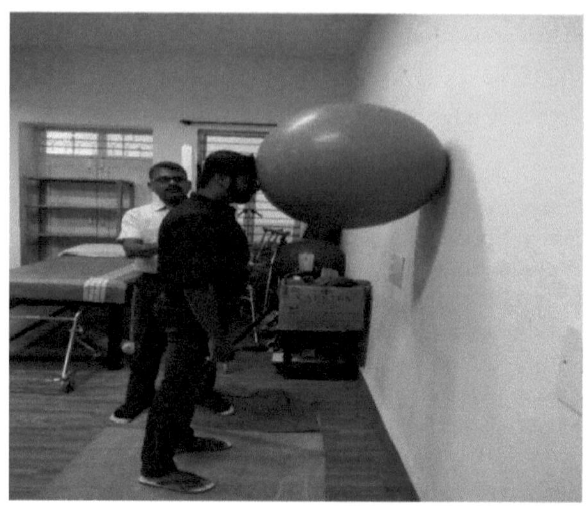

Figura 5: Figura de um exercício isométrico com bola suíça (músculo flexor)

GRUPO C:

Pegou-se numa mini bola de estabilidade de trinta e cinco cm e o sujeito ficou de pé com a mini bola de estabilidade encostada à parede. Pediu-se ao sujeito que realizasse exercícios isométricos em várias direcções (flexão cervical, extensão, rotação), mantendo a posição do queixo para baixo. Todos os exercícios foram repetidos quinze vezes.

Todos os sujeitos foram obrigados a fazer duas séries de cada vez durante uma sessão, com um período de descanso de dois a três minutos entre cada série. O protocolo de exercícios foi efectuado durante nove sessões terapêuticas para os três grupos.

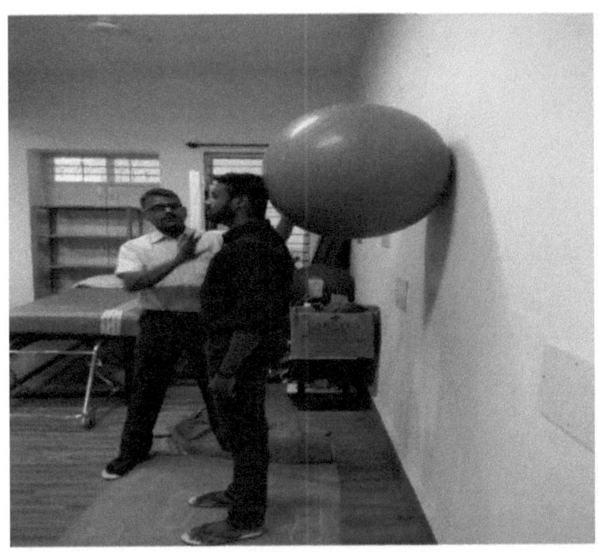

Figura 6: Figura que mostra os exercícios isométricos com a mini bola de estabilidade (músculos extensores)

Capítulo 5

RESULTADOS

Conceção do estudo - Um estudo experimental comparativo com quarenta e cinco indivíduos normais e saudáveis, divididos aleatoriamente em três grupos.

Grupo A - Exercícios isométricos

Grupo B - Exercícios isométricos com bola suíça

Grupo C - Exercícios isométricos com a mini bola de estabilidade

Métodos Estatísticos-

Foram calculadas estatísticas descritivas (média e desvio-padrão) para todas as medições consideradas no estudo.

O teste t emparelhado foi utilizado como ferramenta estatística para detetar a diferença significativa entre as medições de resistência pré e pós-exercício consideradas para o estudo.

Foi efectuada uma ANOVA unidirecional para determinar a importância das pontuações de resistência entre os grupos.

Foram efectuados procedimentos de Newman-Keuls para determinar a significância da comparação entre pares de três grupos no que diz respeito às pontuações de resistência.

**Tabela 1: Comparação das
pontuações de resistência pré-teste e pós-teste
nos grupos A, B e C através do teste t emparelhado**

Group	Test	Mean	SD.	Mean Diff.	SD Diff.	% Prognosis	Paired t	p-value
Group A	Pretest	44.27	13.07	-8.13	2.67	-18.37	11.8021	0.0000*
	Posttest	52.40	14.97					
Group B	Pretest	56.80	12.85	-11.07	6.32	-19.48	6.7834	0.0000*
	Posttest	67.87	11.70					
Group C	Pretest	56.00	16.92	-9.73	4.83	-17.38	7.8008	0.0000*
	Posttest	65.73	16.58					

*p<0.05

Foi observada uma diferença significativa entre as pontuações de resistência no pré-teste e no pós-teste no grupo A (t=11,8021, p<0,05) a um nível de significância de cinco percentagens. Isto significa que as pontuações de resistência são significativamente mais elevadas no pós-teste em comparação com o pré-teste. Por outras palavras, verificou-se uma melhoria de dezoito percentagens entre o pré-teste e o pós-teste nas suas pontuações de resistência no grupo A.

Foi observada uma diferença significativa entre as pontuações de resistência no pré-teste e no pós-teste no grupo B (t=6,7834, p<0,05) a um nível de significância de cinco percentagens. Isto significa que as pontuações de resistência são significativamente mais elevadas no pós-teste em comparação com o pré-teste. Por outras palavras, verificou-se uma melhoria de dezanove percentagens entre o pré-teste e o pós-teste nas suas pontuações de resistência no grupo B.

Foi observada uma diferença significativa entre as pontuações de resistência no pré-teste e no pós-teste no grupo C (t=7,8008, p<0,05) a um nível de significância de cinco percentagens. Isto significa que as pontuações de resistência são significativamente mais elevadas no pós-teste em comparação com o pré-teste. Por outras palavras, verificou-se uma melhoria de dezassete percentagens entre o pré-teste e o pós-teste nas suas pontuações de resistência no grupo C. As pontuações de melhoria do pré e do pós-teste também são apresentadas na figura seguinte.

Figura 7: Comparação das pontuações de resistência antes e depois

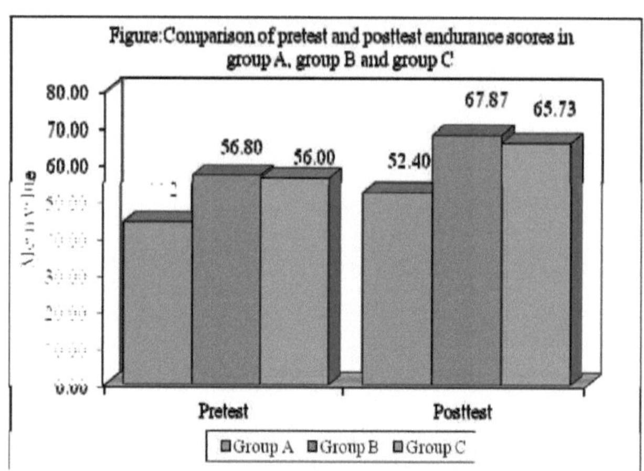

Tabela 2: Média, DP e SE dos resultados do pré-teste de resistência nos três grupos (A, B, C)

Groups	Mean	SD	SE
Group A	44.27	13.07	3.37
Group B	56.80	12.85	3.32
Group C	56.00	16.92	4.37

A tabela acima representa as pontuações de resistência do Pré-teste com uma média de 44,27+13,07 no Grupo A, 56,80+12,85 no Grupo B e 56+16,92 no Grupo C.

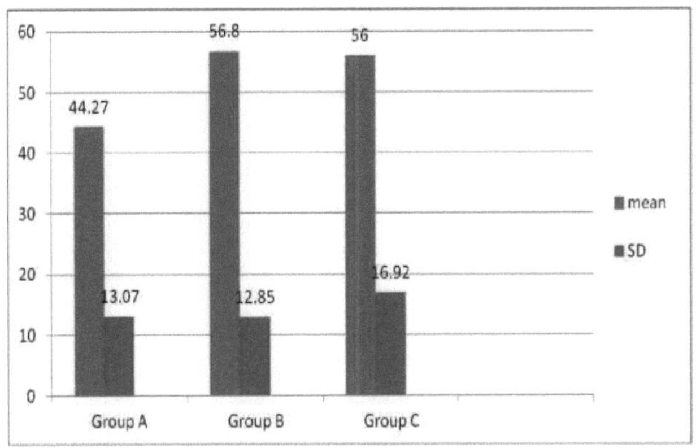

**Tabela 3: Comparação dos três grupos (A, B, C)
relativamente às pontuações de resistência pré-teste através do teste
ANOVA de uma via**

Source of variation	Degrees of freedom	Sum of squares	Mean sum of squares	F-value	P-value
Between groups	2	1476.98	738.4889	3.5613	0.0373*
Within groups	42	8709.33	207.3651		
Total	44	10186.31			

*p<0.05

A partir dos resultados da tabela acima, verificou-se que foi observada uma diferença significativa entre os três grupos (A, B, C) relativamente às pontuações do pré-teste de resistência (F=3,5613, p<0,05) a um nível de significância de cinco percentagens. Isto significa que os resultados do pré-teste de resistência foram diferentes nos três grupos (A, B, C).

**Tabela 4: Comparação entre pares de três grupos (A, B, C)
no que respeita às pontuações de resistência no pré-teste através de
procedimentos múltiplos de Newman-Keuls**

Groups	Group A	Group B
Mean	44.27	56.80
SD	13.07	12.8
Group A	1.0000	
Group B	0.0556	1.00
Group C	0.0312*	0.87

*p<0.05

A partir dos resultados da tabela acima, verificou-se que não foi observada qualquer diferença significativa entre o grupo A e o grupo B relativamente às pontuações do pré-teste de resistência a um nível de significância de 5% (p>0,05). Isto significa que as pontuações do pré-teste de resistência eram semelhantes no grupo A e no grupo B.

Foi observada uma diferença significativa entre o grupo A e o grupo C relativamente às pontuações do pré-teste de resistência a um nível de significância de 5% (p<0,05). Isto significa que os resultados do pré-teste de resistência foram significativamente mais elevados no grupo C em comparação com o grupo A.

Foi observada uma diferença significativa entre o grupo B e o grupo C relativamente às pontuações do pré-teste de resistência a um nível de significância de 5% (p<0,05). Isto significa que os resultados do pré-teste de resistência foram mais elevados no grupo C do que no grupo B.

**Tabela 5: Média DP e SE das pontuações de resistência pós-teste
por três grupos (A, B, C)**

Groups	Mean	SD	SE
Group A	52.40	14.97	3.87
Group B	67.87	11.70	3.02
Group C	65.73	16.58	4.28

38

A tabela acima representa as pontuações de resistência pós-teste com uma média de 52,40+14,97 no Grupo A, 67,87+11,70 no Grupo B e 65,73+16,58 no Grupo C.

Tabela 6: Comparação dos três grupos (A, B, C) relativamente às pontuações de resistência pós-teste através do teste ANOVA de uma via

Source of variation	Degrees of freedom	Sum of squares	Mean sum of squares	F-value	P-value
Between groups	2	1476.98	738.4889	3.5613	0.0373*
Within groups	42	8709.33	207.3651		
Total	44	10186.31			

*p<0.05

A partir dos resultados da tabela acima, verificou-se que foi observada uma diferença significativa entre os três grupos (A, B, C) relativamente às pontuações de resistência pós-teste (F=4,9732, p<0,05) a um nível de significância de cinco percentagens. Isto significa que os resultados do pós-teste de resistência foram diferentes nos três grupos (A, B, C).

Tabela 7: Comparação entre pares de três grupos (A, B, C) no que respeita às pontuações de resistência pós-teste através de procedimentos múltiplos de Newman-Keuls

Groups	Group A	Group B	Group C
Mean	52.40	67.87	65.3
SD	14.97	11.70	16.8
Group A	1.000		
Group B	0.0157 *	1.000	
Group C	0.0162 *	0.690	1.00

*p<0.05

A partir dos resultados do quadro supra, é possível constatar o seguinte

Foi observada uma diferença significativa entre o grupo A e o grupo B relativamente às pontuações do pós-teste de resistência a um nível de significância de 5% (p<0,05). Isto significa que as pontuações de resistência pós-teste foram mais elevadas no grupo B em comparação com o grupo C.

Foi observada uma diferença significativa entre o grupo A e o grupo C relativamente às pontuações do pós-teste de resistência a um nível de significância de 5% (p<0,05). Isto significa que as pontuações de resistência pós-teste foram significativamente mais elevadas no grupo C em comparação com o grupo A.

Foi observada uma diferença significativa entre o grupo B e o grupo C no que diz respeito às pontuações de resistência pós-teste a um nível de significância de 5% (p<0,05).

Figura 9: Comparação dos três grupos após a resistência

pontuações

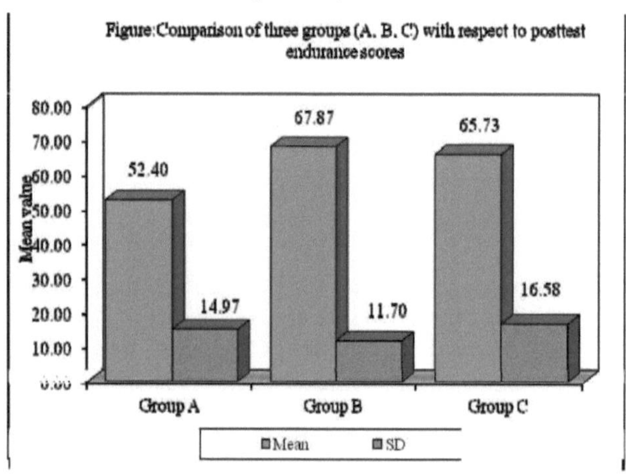

**Tabela 8: Média, DP e SE da melhoria das
pontuações de resistência entre o pré-teste e o pós-teste nos três
grupos (A, B, C)**

Groups	Mean	SD	SE
Group A	8.13	2.67	0.69
Group B	11.07	6.32	1.63
Group C	9.73	4.83	1.25

A tabela acima representa a melhoria das pontuações de resistência entre o pré-teste e o pós-teste, com uma média de 8,13+2,67 no Grupo A, 11,07+6,32 no Grupo B e 9,73+4,83 no Grupo C.

**Tabela 9: Comparação dos três grupos (A, B, C) no
que diz respeito à melhoria das pontuações de resistência entre o
pré-teste e o pós-teste através do teste ANOVA de uma via**

Source of variation	Degrees of freedom	Sum of squares	Mean sum of squares	F-value	P-value
Between groups	2	2107.73	1053.8667	4.9732	0.0115*
Within groups	42	8900.27	211.9111		
Total	44	11008.00			

A partir dos resultados da tabela acima, verificou-se que não houve diferença significativa entre os três grupos (A, B, C) no que diz respeito à melhoria das pontuações de resistência entre o pré-teste e o pós-teste (F=1,3788, p>0,05) a um nível de significância de cinco percentagens.

**Tabela 10: Comparação entre pares de três grupos (A, B,
C) no que diz respeito à melhoria das pontuações de resistência
do pré-teste e do pós-teste através dos
procedimentos de Newman-Keuls
de pós-análise múltipla**

Group	Group A	Group B	Group C
Mean	8.13	11.07	9.73
SD	2.67	6.32	4.83
Group A	1.00		
Group B	0.23	1.0000	
Group C	0.37	0.4553	1.0000

A partir dos resultados do quadro supra, é possível constatar o seguinte

Não foi observada qualquer diferença significativa entre o grupo A e o
grupo B no que diz respeito à melhoria das pontuações de resistência entre
o pré-teste e o pós-teste a um nível de significância de cinco percentagens
(p>0,05).

Não foi observada qualquer diferença significativa entre o grupo A e o
grupo C no que diz respeito à melhoria das pontuações de resistência entre
o pré-teste e o pós-teste a um nível de significância de cinco percentagens
(p>0,05).

Não foi observada qualquer diferença significativa entre o grupo B e o
grupo C no que diz respeito à melhoria das pontuações de resistência entre
o pré-teste e o pós-teste a um nível de significância de cinco percentagens
(p>0,05).

Figura 10: Pontuação de resistência do prognóstico antes e depois do teste

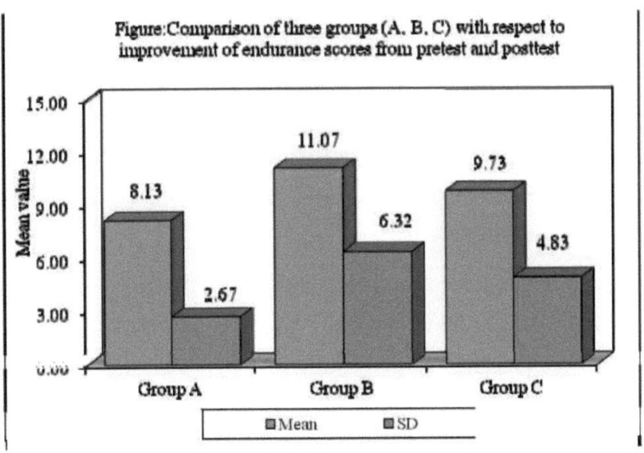

Capítulo 6

DISCUSSÃO

O objetivo deste estudo foi determinar os resultados dos exercícios isométricos tradicionais, dos exercícios isométricos com bola suíça e dos exercícios isométricos com mini bola de estabilidade na melhoria da resistência muscular do pescoço

Este estudo incluiu quarenta e cinco indivíduos normais e saudáveis, de ambos os sexos, com idades compreendidas entre os vinte e os quarenta anos, divididos aleatoriamente em três grupos: Grupo A, Grupo B e Grupo C. O Grupo A recebeu exercícios isométricos tradicionais, o Grupo B recebeu exercícios isométricos com bola suíça e o Grupo C recebeu exercícios isométricos com mini bola de estabilidade. A resistência foi medida utilizando uma unidade de biofeedback de pressão na linha de base antes da intervenção e após três semanas, ou seja, no final do tratamento

O presente estudo centrou-se na ativação dos músculos flexores cervicais profundos e na melhoria da resistência muscular. A maioria dos estudos anteriores afirma que, em doentes com dores no pescoço, a ativação dos flexores cervicais profundos está diminuída e a capacidade de resistência muscular também. Gwendolen. Jull et al[45] nos seus estudos afirmam que o teste de flexão crânio-cervical utilizando a unidade de biofeedback de pressão estabilizadora é um teste clínico da ação anatómica dos músculos flexores cervicais profundos e é utilizado como instrumento clínico e de investigação.

O presente estudo centrou-se no treino dos músculos do pescoço utilizando a bola suíça para melhorar a resistência muscular do pescoço. O aumento da co-contração e da ativação muscular é necessário para proporcionar a estabilidade necessária para completar o exercício na bola, o que proporciona um desafio músculo-esquelético mais exigente que se pensa traduzir-se em maiores ganhos de força e que a atividade muscular foi maior quando os exercícios foram realizados numa bola suíça em comparação com uma superfície estável.[50]

No presente estudo, o grupo de exercícios isométricos tradicionais registou uma melhoria significativa na resistência muscular do pescoço (p=0,0000).

O mesmo resultado foi também encontrado no estudo que afirmava que seis semanas de programa de exercícios melhoraram significativamente a força muscular isométrica do pescoço (p=0,00) .[32]

Um dos tipos de exercício mais eficazes é o fortalecimento dos músculos centrais. A vantagem desta forma de exercício é que reduz e previne lesões no pescoço, permitindo o alinhamento correto da coluna vertebral. No presente estudo, foram efectuados exercícios isométricos para o pescoço utilizando uma bola suíça de 45 cm e uma mini bola de estabilidade de 40 cm como programa de exercícios para os músculos centrais. O grupo B apresentou dezanove % de melhoria e o grupo C apresentou dezassete % de melhoria nas suas pontuações de resistência do pré-teste para o pós-teste

Os exercícios isométricos com a bola suíça revelaram uma melhoria significativa na resistência muscular do pescoço, com (p=0,0000).dezanove melhorias percentuais observadas do pré-teste para o pós-teste nos seus resultados de resistência, em comparação com os exercícios isométricos tradicionais. Isto pode dever-se ao aumento dos músculos do núcleo do pescoço para estabilizar o pescoço e manter o equilíbrio na bola suíça, em comparação com o exercício tradicional. O mesmo mecanismo acontece nos músculos centrais das costas durante a realização de um exercício numa superfície instável, o que provou que os níveis de atividade muscular demonstrados na bola suíça sugeriam uma exigência muito maior do sistema motor e pareciam constituir estímulos suficientes para aumentar as propriedades de força e resistência do músculo .[51]

Quando se compara a resistência muscular dentro do grupo, os indivíduos do grupo B que realizaram exercícios isométricos utilizando a bola suíça mostram uma melhoria mais significativa dos resultados de resistência em comparação com o grupo B e o grupo C. Assim, este estudo provou que os exercícios realizados numa superfície instável maior mostram uma melhor melhoria na resistência dos músculos do núcleo do pescoço a um ritmo mais rápido do que os realizados numa superfície instável menor (ou) numa superfície estável.

Capítulo 7

CONCLUSÃO

O presente estudo conclui que o treino de exercícios isométricos com a bola suíça é uma forma eficaz de aumentar a resistência muscular cervical quando comparado com os outros dois métodos, o treino de exercícios isométricos tradicionais e o treino de exercícios isométricos com a mini bola de estabilidade.

LIMITAÇÕES

1. A dimensão da amostra é pequena

2. Estudo de curta duração para medir a resistência

3. O estudo foi realizado na ausência de um grupo de controlo para determinar a eficácia do programa de exercícios

O peso e a textura da bola não foram tidos em consideração. Podem afetar os resultados

Não foi efectuada a medição da pressão na esfera

RECOMENDAÇÕES

1. O presente estudo mostra claramente que o treino com exercícios isométricos é um dos métodos mais seguros e eficazes para aumentar a resistência muscular do pescoço. Embora o presente estudo tenha sido efectuado com uma pequena população de quarenta e cinco indivíduos normais devido a algumas limitações práticas,

2. No futuro, o mesmo estudo pode ser efectuado com indivíduos com dores no pescoço, também durante um período mais longo, para conhecer o efeito do exercício durante um período mais longo.

3. O presente estudo foi efectuado com o grupo etário dos 25-35 anos; podem ser realizados mais estudos para todos os grupos etários acima dos trinta anos.

4. A análise EMG pode ser utilizada como medida de resultado.

Capítulo 8

RESUMO

1. As dores no pescoço são frequentes no mundo atual. Estas pessoas são vistas no departamento de fisioterapia devido ao stress prolongado e repetido no trabalho e à má consciência da postura. Estas pessoas sofrem de problemas graves devido a dores no pescoço.

2. Existem muitos tratamentos disponíveis para as dores no pescoço. A dor no pescoço ocorre devido à fraqueza dos músculos profundos do núcleo. Assim, o objetivo do estudo é descobrir a eficácia dos exercícios isométricos em superfícies estáveis e lábeis para melhorar a resistência muscular do pescoço em indivíduos normais e saudáveis.

3. O estudo foi efectuado em quarenta e cinco indivíduos. Foram distribuídos aleatoriamente por três grupos: os sujeitos do Grupo A receberam treino tradicional de exercícios isométricos, os sujeitos do Grupo B receberam exercícios isométricos com bola suíça e os do Grupo C receberam exercícios isométricos com mini bola de estabilidade. Todos os sujeitos foram submetidos a um programa de exercícios, 3 dias por semana, durante 3 semanas, e a resistência foi medida antes e no final do tratamento.

4. Os resultados mostraram que houve uma diferença significativa entre o curso de resistência pré-teste e pós-teste quando comparados dentro do grupo. Não foi observada uma diferença significativa entre as pontuações de resistência pré e pós-teste quando comparadas entre os grupos.

5. Este estudo conclui que os exercícios isométricos tradicionais, os exercícios isométricos com bola suíça e mini bola de estabilidade ajudam a melhorar o músculo do pescoço

Referências

1. Laura Punnett e David H. Wegman. Work related musculoskeletal disorders: the epidemiologic evidence and the debate. Journal of electromyography and kinesiology 14(2004) 13-23.

2. Robert Ferrari e Anthony S Russell. Best practice and Research clinical Rheumatology, Volume 17, Número 1, fevereiro de 2003, páginas 57-70.

3. Ian Tsang. Reumatologia: Dor no pescoço. Jornal da Associação Médica Canadiana, 17 de abril de 2001, Vol. 164 n.º 8.

4. Irene Jensen, Karim Hams e Ringdahl. Estratégias de prevenção e gestão de perturbações músculo-esqueléticas. Best practice and research clinical Rheumatology volume 21, Issue 1, Feb 2007, Pgs 93-108.

5. Julia M Hush, Chris G Maher e Kathryn M RefShauge. Risk factors for neck pain in office workers - a prospective study. BMC musculoskeletal disorder 2006, 7:81.

6. Anabela G. Silva, T. David Punt, Paul Sharples, João P e Vilas Boas.

7. Postura da cabeça e dor cervical de origem crónica não traumática: Uma comparação entre pacientes e pessoas sem dor. Archieves of physical medicine rehabilitation, volume 90, abril de 2009.

8. Allan Binder. Dor no pescoço. Evidência clínica 2008; 08:1103.

9. Robin Mc Kenzie e Stephen May. Cervical and thoracic spine mechanical diagnosis and therapy volume 1, 2nd edition 2006 April, chapter 1 Pg 1, 11.

10. Karen Petko. Core stability on the ball. Trafford publishers, 07-Fev-2006, Página 5.

11. Gregory J Lehman, Trish Gordon, Jo Langley, Patricia Pemrose e Sara Tregaskis. A substituição de uma bola suíça por um banco de exercícios provoca alterações variáveis na atividade muscular do tronco durante os exercícios de força dos membros superiores. Dynamic Medicine 2005, 4:6.o.i:10.1186/1476-5918-4-6.

12. Janique Farand-Taylor. Sólido para o pescoço, costas e ombro: Exercícios simples para melhorar e prevenir lesões. Publicações New Harbinger, 28 de setembro de 2009, pág. 1.

13. Pamela K. Levangie, Cynthia C. Norkin. Joint structure and function.A comprehensive analysis, 5th edition, chapter 4, the vertebral column, Pg154-

162.

14. Donald A. Neumann. Kinesiology of the musculoskeletal system foundations for physical rehabilitation chapter 9, Page no 264-267, 279-284.

15. David J. Magee. Orthopedic physical assessment. 5ª Edição, coluna cervical, capítulo 3, página nº 134.

16. Laura K. Smith, Elizabeth L. Weiss e L. Don Lehmkuhl. Brunnstrom's clinical kinesiology. 5ª edição Pg-337-381.

17. David G. Behm e Kenneth G. Aderson. The results of instability with resistance training. Journal of strength and conditioning Research, 2006, 20(3), 716-722.

18. Jan Lucas Hoving, Bart W. Koes, Henrica C.W. Devet, Danlelle S.W.M. Vanderwindt, William J.J. Assendelft, Henu Van Mameren.

19. Manual therapy, Physical therapy or continued care by a general practitioner for patients with neck pain, 21 de maio de 2002, Annals of Internal Medicine, Volume 136, e Número 10.

20. Michael Guez, Christer Hilingsson, Marie Nilsson e Goran Toolanen. The prevalence of neck pain a population-based study from northern Sweden. Ata orthop scand 2002; 73(4): 455-459.

21. Bovim G, Schrader H e Sand T. Neck pain in general population.Spine, 1994, 19(12): 1307-1309.

22. Khalid A.Alwazzan, Khalid Almas, Salah E.Al Shethri e Mohammed Q.Al Qahtani. Back and neck problems among dentists and dental auxiliaries. The journal of contemporary dental practice, 2001, volume 2, número 3.

23. Siriluck Kanchanomai, Prawit Janwantanakul, Praneet Pensri e wiroj Jiamjarasrangsi. Risk factors for the onset and persistence of neck pain in undergraduate students: 1-year prospective cohort study. BMC saúde pública, 2011, 11:566

24. Karim Hams-Ringdahl, Kristina Schuldt. Força máxima de extensão do pescoço e carga muscular relativa do pescoço em diferentes posições da coluna cervical. Clinical biomechanics, Volume 4, Número 1, fevereiro de 1989, Páginas 17-24.

25. Jari Y linho, Esa-pekkaTakkala, Matti Nukanen, Arja Hakkinen, Esko

Malkia e Timo Pohjolainen. Treino ativo dos músculos do pescoço no tratamento da dor crónica do pescoço em mulheres. JAMA 2003; 289(19): 2509-2516.

26. D.Falla, G.Jull, P.Hodges e B.Vicenzino. Um regime de treino de resistência e força é eficaz na redução das manifestações mioeléctricas de fadiga dos músculos flexores cervicais em mulheres com dor cervical crónica. Clinical Neurophysiology, volume 117, número 4, abril de 2006, páginas 828-837.

27. Carolyn Kisner. Fundamentos e técnicas de exercícios terapêuticos.Página nº. 83-93.

28. Petri K Salo, Arja Hakkinen, Hannu Kautiainen e Jari Y linen.Effect of neck strength training on health related quality of life in females with chronic neck pain: A randomized controlled 1 year follow-up study. Health and quality of life outcomes, 2010, 8:48.

29. Chiu, Thomas T.W., Lam, Tai-Hing, Hedley e Anthony J. A randomized controlled trial on the efficiency of exercise for patients Grace P.Y.Szeto, Leon M.Stracker e Peter B.O'Sullivan. A comparison of symptomatic and asymptomatic office workers performing monotonous key board work-1: Neck and shoulder muscle recruitment patterns. Manual therapy, volume 10, Issue 4, Nov 2005, Pages 270-280.

30. Rempel DM, Wang PC, Janowitzt, Harrison RJ, Yu F e Ritz BR. A randomized controlled trial evaluating the effects of new task chairs on shoulder and neck pain among sewing machine operators: the Los Angeles garment study. Spine, 2007, 20 de abril; 32(9) 931-8.

31. D.C.Metgud, Subhash Khatri, MG Mokshi e P N Saha. An ergonomic study of women workers in a woolen textile factory for identification of health related problems (Estudo ergonómico das trabalhadoras de uma fábrica de têxteis de lã para identificação de problemas relacionados com a saúde). Indian J.Occup.Environ Med 2008; 12:14-19.

32. B.Cagnie, L.Danneels, D.Van TIggelen, V.De Loose e D.Cambier.Individual and work related risk factors for neck pain among office workers: a cross sectional study. Eur Spine J 2007, maio, 16 (5): 679686.

33. Pekka Mantyselka, Hannu Kautiainen andMauno Vanhala.Prevalence of neck pain in subjects with metabolic syndrome-a cross-sectional population-

based study. BMC Musculoskeletal disorders 2010, 11:171.com dor de pescoço crónica. Spine, 1 de janeiro de 2005, volume 30, número 1, PP E1-E7.

34. Deborah Falla, Gwendolen Jull, Trevor Russel, Bill Vicenzino e Paul Hodges. Effect of neck exercise on sitting posture in patients with chronic neck pain. Physical therapy, volume 87, número 4, abril de 2007.

35. Mette K Zebis, Lars L Andersen, Mogens T Pedersen, Peter Mortensen, Christoffer H Andersen e Mette M Pedersen. Implementation of neck/shoulder exercises for pain relief among industrial workers: Um ensaio aleatório controlado. BMC Musculoskeletal disorders 2011, 12:205.

36. Anne Katrine Blangsted, Karen Sogaard, Ernst A Hansen, Harald Hannerz e Gisela S Jogaard. One year randomized controlled trial with different physical activity programs to reduce musculoskeletal symptoms in the neck and shoulders among office workers. Scandinavian Journal of Work, Environment and Health 2008; 34(1): 55-65.

37. Taylor M K, Hongdon J A, Griswold L, Miller A, Roberts DE, Escamilla R F. Cervical resistance training: Effects on isometric and dynamic strength. Aviat Space Environ Med, 2006 Nov, 77 (11):1131-5.

38. Eliane C.R. Correa, Fausto Berzin. Eficácia da fisioterapia na atividade muscular cervical e na postura corporal em crianças respiradoras bucais em idade escolar. International Journal of Pediatric otorhinolaryngology, Volume 71, Edição 10, outubro 2007, Páginas 1527-1535.

39. Jerrold S. Petrofsky, Jennifer Balatt, Nicceta Davis. Core muscle activity during exercise on a mini stability ball compared with abdominal crunches on a floor and on a Swiss ball. The Journal of applied research Vol.7, No.3, 2007, Page 255-272.

40. Gwendolen A.Jull, Shaun O'Leary, Deborah L.Falla. Avaliação clínica dos músculos flexores cervicais profundos. O teste de flexão craniocervical. Journal of manipulative and physiological therapeutics, volume 31, número 7.

41. Thomas TW, Chiu, Tai-Hing Lam e Anthony J. Hedley. A Randomized Controlled Trail on the efficacy of exercise for patients with chronic neck pain. SPINE Volume 30, No. 1, página E1-E7, 2004.

42. Yesim Dusunceli, Cihat Ozturk, Funda Atamaz, Simin Hepguler e Berrin

Durmaz. Eficácia dos exercícios de estabilização do pescoço para a dor no pescoço: Um estudo aleatório controlado. J.Rehabil.Med 2009:41:626- 631.

43. Shaun O Leary, Gwendolen Jull, Meha Kim, Bill Vicenzino. O comprometimento do músculo flexor crânio cervical em cargas máximas, moderadas e baixas é uma caraterística da dor no pescoço. Manual therapy, volume 12, Issue 1, fevereiro de 2007, Páginas 34-39.

44. Lee E.olson, A.Lynn Millar, Jeremy Dunker, Jennifer Hicks e Devin Glanz. Confiabilidade de um teste clínico para resistência do flexor cervical profundo. Journal of manipulative and physiological therapeutics, volume 29, número 2, fevereiro de 2006, páginas 134-138.

45. Tai Wing Chiu Thomas, Yuk Hung Law Ellis e Hiu Fai Chiu Tony. Desempenho do teste de flexão craniocervical em indivíduos com e sem dor cervical crónica. The journal of orthopaedic and sports physical therapy; 2005, volume 35, no. 9, PP-567-571.

46. Sue Hudswell, Michael Von Mengersen, Nicholas Lucas. O teste de flexão crânio-cervical utilizando biofeedback de pressão: Uma medida útil da disfunção cervical no contexto clínico. Revista Internacional de Medicina Osteopática, Volume 8, Número 3, setembro de 2005, Páginas 98-105. Axen K, Haas F, Scicchi J, Merrick J. Exercícios de resistência progressiva para o pescoço utilizando uma bola compressível acoplada a um medidor de pressão de ar. J orthop.sports.phy.ther, 1992; 16(6): 275-280.

47. Robert L. Swezey e John Adams. Isometric progressive resistive exercise for osteoporosis. The journal of Rheumatology, 2000; 27; 5.

48. Stanley Schiowitz, Albert R. Derubertis. Tratamento da coluna cervical.

49. An osteopathic approach to diagnosis and treatment; 2nd edition, Estados Unidos da América, Lippincott-Raven publishers; 1997, page126-127.

50. Thomas E. Hyde, Marianne S e Gengendash. Conservative management of sports injuries. Jones and Bartlett Publishers, 20 de abril de 2007, 2ª edição, Cervical Spine, página 190-191.

51. Michael Duncan. Atividade muscular do reto abdominal superior e inferior durante exercícios realizados dentro e fora de uma bola suíça. Journal of body work and movement therapies, volume 13, número 4, outubro de 2009, páginas 364-367.

52. Jeffrey M willardson. Treino de estabilidade do core: aplicações a

programas de condicionamento desportivo. Journal of strength and conditioning research, 2007, 21(3), 979-985.

APÊNDICE- I

A FACULDADE DE FISIOTERAPIA RAJIV GANDHI,

E8 Colónia de Trilanga

BHOPAL

Comité de Ética para a Investigação

Categoria de revisão: Isenção de revisão Revisão acelerada Revisão completa

Declaramos que o projeto intitulado **"GESTÃO TERAPÊUTICA DA DOR DE PESCOÇO EM ADULTOS NORMALMENTE SAUDÁVEIS"**, realizado pelo Sr. T. Karthikeyan do 2.º ano do M.SP.T., foi apresentado aos membros do conselho de administração para análise.

Participação de grupos especiais: Sim Não Se sim

Mulheres grávidas/amamentando; crianças;

    Desfavorecidos economicamente; Desfavorecidos socialmente;

    Deficientes mentais

Tipo de estudo:

Inquérito transversal; Controlo de casos; Coorte; RCT

Necessidades de AV: Sim Não

Depois de analisar os objectivos, os sujeitos envolvidos e a metodologia do estudo, foram tiradas as seguintes conclusões. O estudo não causa nenhum dano mental ou físico aos sujeitos envolvidos e não há riscos envolvidos no estudo. A execução do procedimento do estudo não causará qualquer lesão aos sujeitos. O comité avaliou e confirmou que o experimentador tem formação e qualificações para medir os resultados. O formulário de consentimento informado garante que o experimentador explica o procedimento do estudo aos sujeitos, a sua participação voluntária é confirmada e a identificação dos sujeitos é mantida confidencial.

Para além disso, as conclusões do estudo beneficiarão os indivíduos semelhantes, a profissão e a sociedade. Por conseguinte, o comité de avaliação não tem objecções quanto à realização do estudo.

55

PresidenteVice-presidente

Data

APÊNDICE-II FORMULÁRIO DE CONSENTIMENTO ÉTICO

Eu, abaixo assinado, compreendi perfeitamente que

Sra. / Srta. ....

 está a ser utilizado como tema para a realização do estudo científico intitulado **"GESTÃO TERAPÊUTICA DA DOR DE PESCOÇO EM ADULTOS NORMALMENTE SAUDÁVEIS"**.

Tomei conhecimento do objetivo deste estudo. Compreendo que tenho de cooperar com o executante deste estudo e que me foi entregue uma cópia do formulário de consentimento para minha referência.

Data

Autorização da pessoa em causa

Local

APÊNDICE-III FORMULÁRIO DE CONSENTIMENTO

TÍTULO:

GESTÃO TERAPÊUTICA DA DOR CERVICAL EM ADULTOS NORMAIS E SAUDÁVEIS".

INVESTIGADOR: Sr. T.Karthikeyan (estudante de pós-graduação) Contacto do Investigador Principal: Presidente do CEI: No.E-8 Trilanga colony, Bhopal.

CONSENTIMENTO DO SUJEITO:

....Concordo em participar no concurso estudo. Compreendi o procedimento do estudo tal como me foi explicado pelo investigador do estudo.

Este estudo ajudará os profissionais de saúde a conhecer a eficácia do treino de exercícios isométricos para melhorar a resistência dos músculos cervicais numa superfície lábil, para além do treino de exercícios convencionais.

OBJECTIVO DA INVESTIGAÇÃO:

Fui informado pelo Sr. T. Karthikeyan que vai realizar um estudo de intervenção para descobrir a eficácia do treino de exercícios isométricos na melhoria da resistência dos músculos cervicais em superfícies estáveis e lábeis em adultos normais e saudáveis, para descobrir qual o programa de exercícios que está a proporcionar melhores melhorias aos indivíduos. Este estudo ajudará o fisioterapeuta a planear o melhor protocolo de tratamento possível para os indivíduos.

PROCEDIMENTO:

Foi-me explicado que este estudo é efectuado utilizando a terapia por exercício como intervenção e que os resultados serão obtidos através do BIOFEEDBACK DE PRESSÃO. O estudo envolve 45 sujeitos.

RISCO E DESCONFORTO:

Sei que não existem riscos envolvidos na participação no estudo e, durante o teste, se sentir algum desconforto, o Sr. T. Karthikeyan tomará as medidas adequadas para salvaguardar o bem-estar e os melhores interesses dos participantes.

BENEFÍCIOS:

Este estudo permitirá conhecer a eficácia do treino de exercícios isométricos na melhoria da resistência muscular cervical em superfícies estáveis e lábeis em adultos normais e saudáveis. Isto dará melhores informações ao fisioterapeuta, que poderá aconselhar e ajudar a comunidade. Este estudo não me trará qualquer benefício direto.

CONFIDENCIALIDADE:

Compreendo que a informação médica produzida por este estudo será confidencial. Para além do investigador, ninguém terá acesso aos dados sem o meu consentimento. Se os dados forem utilizados para publicação na literatura médica ou para fins didácticos, não será utilizado qualquer nome.

DOCUMENTO DE AUTORIZAÇÃO DE FOTOGRAFIA:

O Sr. T. Karthikeyan   explicou-me que

São necessárias fotografias para ilustrar vários aspectos do estudo para a tese e outros artigos, e em apresentações e conferências. Estas imagens podem também ser convertidas em formato eletrónico para utilização em apresentações multimédia e documentos acessíveis a outros através de computador, com o objetivo de partilhar o resultado do estudo e promover esta investigação. Ao dar o meu consentimento, autorizo-a a utilizar qualquer uma das fotografias tiradas em formato impresso, em diapositivos para apresentação e em formato eletrónico. Se a fotografia for utilizada, o rosto será tapado com fita adesiva para impedir a identificação.

PEDIDO DE MAIS INFORMAÇÕES:

Compreendo que sou encorajado a discutir quaisquer preocupações relativas a este estudo em qualquer altura. A Sra. DHULIPALA SRIVIDYA está disponível para responder às minhas perguntas com o melhor dos seus conhecimentos. Ser-me-á entregue uma cópia do presente formulário de consentimento para que o leia atentamente.

RECUSA OU RETIRADA DA PARTICIPAÇÃO:

Compreendo que a minha participação é voluntária e que posso retirar o meu consentimento e interromper a minha participação em qualquer altura, sem receio de ser prejudicado. A minha decisão de participar ou não afectará a minha relação com qualquer agência, prestador de cuidados de saúde, etc.

Compreendo igualmente que a minha participação no estudo pode ser terminada depois de ter explicado a razão para o fazer.

Não comercialização:

Os dados recolhidos não serão distribuídos com fins lucrativos.

DECLARAÇÃO DE PREJUÍZO:

Compreendo que, na eventualidade improvável de uma lesão diretamente resultante da participação no estudo, será disponibilizado tratamento médico, mas não será paga qualquer compensação adicional. Compreendo que concordo em participar no estudo e que não estou a renunciar a nenhum dos meus direitos legais.

Expliquei ao Sr./ à Sra. o .... objetivo

da investigação, dos procedimentos necessários e dos eventuais riscos e benefícios associados, na medida das minhas capacidades.

INVESTIGADOR:

DATA:

Confirmo que o Sr. T.Karthikeyan me explicou o objetivo desta investigação, o procedimento do estudo e os possíveis riscos e benefícios associados que poderei vir a sentir. Li e compreendi este formulário de consentimento para me deixar participar como sujeito neste projeto de investigação e estou a dar o meu consentimento deliberadamente.

ASSUNTO: DATA:

ASSINATURA DAS TESTEMUNHAS

APÊNDICE-IV PROFORMA

Nome:

Idade:

Sexo:

Profissão:

Endereço:

Critérios de inclusão

Faixa etária: 25-35 anos Sim/Não

Sexo: Masculino/Feminino

Disposto a participar no programa de exercícios Sim/Não

Indivíduo normal e saudável Sim/Não

Critérios de exclusão:

Indivíduos com dores no pescoço Sim/Não

Historial de lesão (ou) cirurgia da coluna cervical Sim/Não

Doenças inflamatórias como a artrite reumatoide Sim/Não

Cefaleia cervicogénica Sim/Não

Perturbação associada ao efeito de   chicoteSim/Não

Insuficiência   vertebro-basilarSim/Não

Indivíduos identificados como hipertensos ou pré-hipertensos /Não

A dor no pescoço era secundária a outras doenças, como neoplasias, doenças neurológicas e doenças vasculares Sim/Não Dor na omoplata, no ombro e na extremidade superior ou à volta destes

Sim/Não

GRUPO A:

	PRE TEST	POST TEST
Muscle Endurancemeasurem ent using Pressure BioFeedback Unit		

Grupo B

	Pre test	Post test
Muscle Endurance measurement using Pressure Bio Feedback Unit		

GRUPO C:

	Pre test	Post test
Muscle Endurance		

Assinatura do sujeito Assinatura do investigador

CARTA MAGNA - APÊNDICE-V

GRUPO-A (Medição da resistência)

	Age	Gender	Pre-Test	Post-Test
	25	0	32	36
	25	0	36	44
	28	1	64	72
	26	1	28	32
	27	1	64	72
	28	0	50	60
	25	1	36	44
	25	1	28	36
	30	0	40	48
	26	0	36	40
	25	0	60	72
	27	0	40	48
	25	0	54	66
	25	0	36	44
	25	0	60	72

APÊNDICE-VI- GRUPO-B (Medição da resistência)

	Age	Gender	Pre test	Post Test
	25	1	60	80
	25	1	64	72
	26	1	32	48
	25	0	56	64
	25	1	70	80
	26	0	56	60
	25	0	60	80
	26	1	50	70
	25	1	56	60
	27	1	90	90
	25	1	56	72
	25	1	50	60
	25	1	44	56
	25	1	48	5
	25	1	60	72

APÊNDICE-VII-Grupo-C (Medição da resistência de resistência)

	Age	Gender	Pre test	Post test
	28	1	80	90
	28	0	70	80
	25	0	44	52
	25	0	32	40
	25	0	50	60
	25	0	48	56
	28	0	32	48
	28	1	64	72
	25	0	90	90
	26	0	60	66
	25	0	54	66
	26	1	54	60
	25	1	36	44
	25	1	70	90
	27	1	56	72

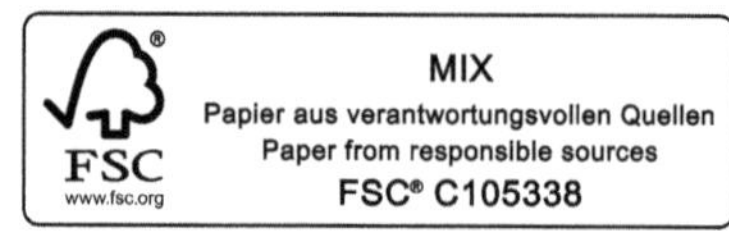

Printed by Books on Demand GmbH, Norderstedt / Germany